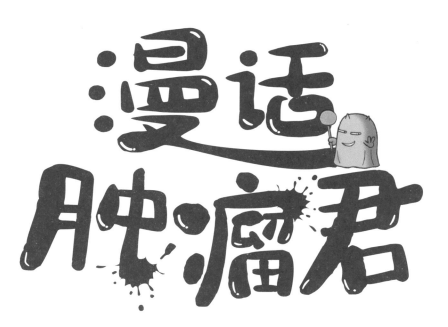

漫话肿瘤君

主编　高向涛　李丽娜　张文彬

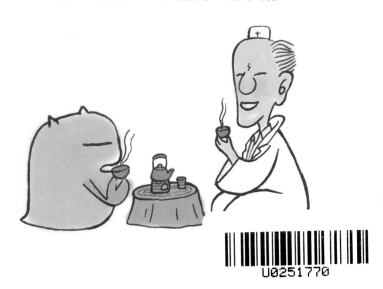

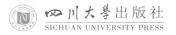

四川大学出版社
SICHUAN UNIVERSITY PRESS

图书在版编目（CIP）数据

漫话肿瘤君 / 高向涛，李丽娜，张文彬主编 . — 成
都：四川大学出版社，2023.7
ISBN 978-7-5690-6243-4

Ⅰ．①漫… Ⅱ．①高… ②李… ③张… Ⅲ．①肿瘤—
防治—普及读物 Ⅳ．① R73-49

中国国家版本馆 CIP 数据核字（2023）第 141519 号

书　　名：漫话肿瘤君
　　　　　Manhua Zhongliu Jun
主　　编：高向涛　李丽娜　张文彬

选题策划：周　艳
责任编辑：周　艳
责任校对：倪德君
装帧设计：墨创文化
责任印制：王　炜

出版发行：四川大学出版社有限责任公司
　　　　　地址：成都市一环路南一段 24 号（610065）
　　　　　电话：（028）85408311（发行部）、85400276（总编室）
　　　　　电子邮箱：scupress@vip.163.com
　　　　　网址：https://press.scu.edu.cn
印前制作：成都墨之创文化传播有限公司
印刷装订：四川省平轩印务有限公司

成品尺寸：148 mm×210 mm
印　　张：4
字　　数：58 千字

版　　次：2023 年 8 月 第 1 版
印　　次：2023 年 8 月 第 1 次印刷
定　　价：28.00 元

扫码获取数字资源

四川大学出版社
微信公众号

本社图书如有印装质量问题，请联系发行部调换

编写委员会

主　编：高向涛　李丽娜　张文彬
副主编：庄　翔　吴建林　贵椿涵　杨　婧　余　微
编　委：尹　利　赵玉娟　张　健　廖洪乙　袁　玥
　　　　黄　霜　程　清　杨春梅　杨　军

顾问委员会

廖　洪　　（四川省肿瘤医院泌尿外科）
路　顺　　（四川省肿瘤医院放疗中心）
张国楠　　（四川省肿瘤医院妇瘤科）
李　超　　（四川省肿瘤医院头颈外科）
冯燮林　　（四川省肿瘤医院肝胆胰外科）
彭　林　　（四川省肿瘤医院胸外科）
赵　平　　（四川省肿瘤医院胃外科）
郑阳春　　（四川省肿瘤医院大肠外科）
张剑辉　　（四川省肿瘤医院乳腺科）

绘图：牛　牛　高向涛　贵椿涵　杨　婧

支持基金：四川省科技厅科普项目"一声科普"癌症防治科普
漫画作品创作及推广（项目编号2021JDKP0065）、
四川省科技厅科普基地提升项目（项目编号2021JDKP0004）

前　言

　　癌症是严重威胁大众健康的一类慢性疾病。

　　参与癌症防治健康教育、改变不健康的生活方式、远离致癌危险因素、定期参加防癌体检，是有效降低癌症发病率的重要方式。本书通过"肿瘤君"和"一声医生"两个卡通角色之间通俗易懂的对话和肢体语言，用幽默的图文，向大众传播癌症防治科普知识，倡导每个人都是自身健康的第一责任人，引导大众正确认识和理性看待癌症，为健康中国、健康四川目标的实现助力。

　　本书选择了10种我国常见的癌症，包含肺癌、乳腺癌、胃癌、结直肠癌、肝癌、食管癌、子宫颈癌、甲状腺癌、前列腺癌和鼻咽癌，参考国家卫生健康委员会疾病预防控制局指导、国家癌症中心组织编写的《癌症预防与筛查指南（科普版）》，由四川省肿瘤医院权威专家参与编写，以幽默的漫画为主，配以少许精炼文字，为防癌抗癌科普知识的宣传普及贡献一份力量。

　　本书以传播癌症防治科普知识为目的，尽量避免专业术语，以便读者理解。书中生存率是指5年生存率，早期指Ⅰ期，中晚期指Ⅱ期、Ⅲ期，晚期指Ⅳ期，特此说明。如有不当之处，请广大读者多提宝贵意见，以便及时更正。

编者

目录

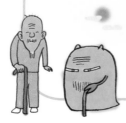

胃 癌

结直肠癌

肝 癌

食管癌

一声医生

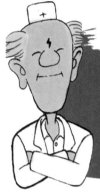

本书的主角：一声医生，一名三级甲等肿瘤专科医院肿瘤防治权威专家，自信且狂放不羁，语言幽默诙谐。

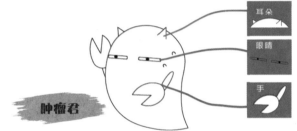

耳朵

眼睛

手

肿瘤君

特征

1.**体形：** 头身合一，近椭圆形，小尖尾，是精灵与幽灵的混合体。

2.**眼睛：** 长条形，常泛着蓝色的光，中间小圆眼珠。看似不经意，但它随时在寻找机会，想要发展壮大。

3.**耳朵：** 精灵耳。

4.**手：** 似螃蟹的大钳，通过一节臂与身体相连。癌症的英语为 "cancer"，而在拉丁语中 "cancer" 就是螃蟹的意思，先将癌症比作螃蟹的人是西医奠基人希波克拉底，他觉得恶性肿瘤长得像螃蟹。

5.**嘴：** 常无。

6.时不时有几颗青春痘，表现肿瘤君的活力。

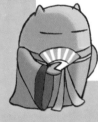

初识

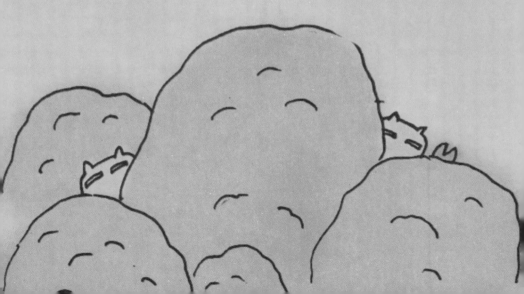

肿瘤君：
其实我是"谦谦君子"

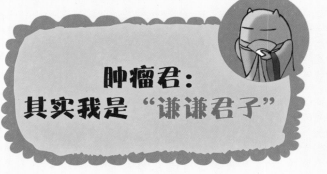

我代表
所有的肿瘤。

肿瘤君是由无数的
癌细胞组成的。

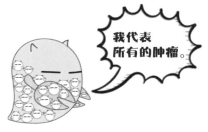

其实人体每天都有癌细胞产生。但正常情况下，这些癌细胞都会被免疫系统清除或抑制，从而使人体达到一种平衡。

清除癌细胞
是我每天的工作。

不要跑！！

一日游就被
抓住了，
好倒霉呦！

免疫细胞

身体倍儿棒，吃饭倍儿香，癌细胞们就倍儿听话！哈哈……

好想安静地陪你到老。

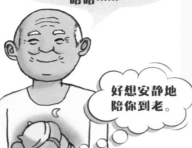

正常情况下我是"谦谦君子"，被人体完全控制，不会伤害到人，在大部分人一生中我都很安静。

不过，当你……

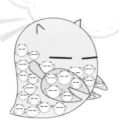

吸烟

失眠、熬夜

酗酒

饮食不规律

化学刺激

情绪起伏

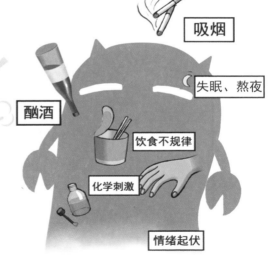

病毒、细菌感染

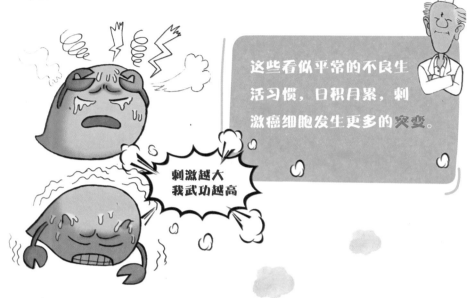

这些看似平常的不良生活习惯，日积月累，刺激癌细胞发生更多的突变。

刺激越大
我武功越高

癌细胞繁殖起来不受控制，让我这个"谦谦君子"，变为想控制人体的"暴君"。

哈哈……
谁也不能阻挡我……

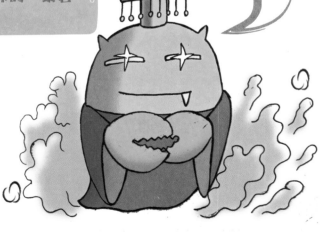

这样的我，
谁还认得出。

我变得狡猾，懂得伪装，
就像罪犯逃过警察的搜索
和追击一样，我逃过了免
疫系统的清除。

这家伙是谁？？

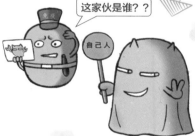

自己人

我的！我的！
全是我的！

我不断掠夺霸占正常组织和
器官的空间和供给，我还可
以"远交近攻"。

谁唤醒我，
我就对谁进行"人身攻击"。

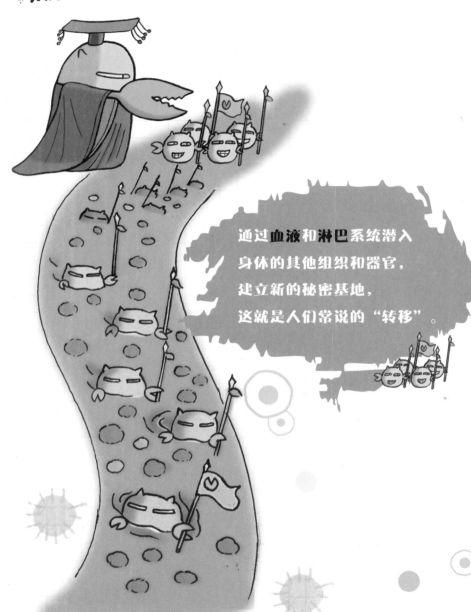

通过**血液**和**淋巴**系统潜入身体的其他组织和器官，建立新的秘密基地，这就是人们常说的"转移"

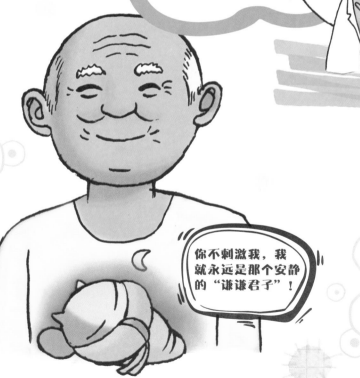

三分肿瘤君

三分之一的肿瘤完全可以预防。

肿瘤预防

改变不良生活习惯，

接种疫苗，

查杀幽门螺杆菌，

……

肿瘤是可以预防的！

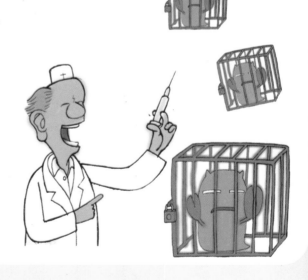

三分之一的肿瘤可以通过早期发现根治。

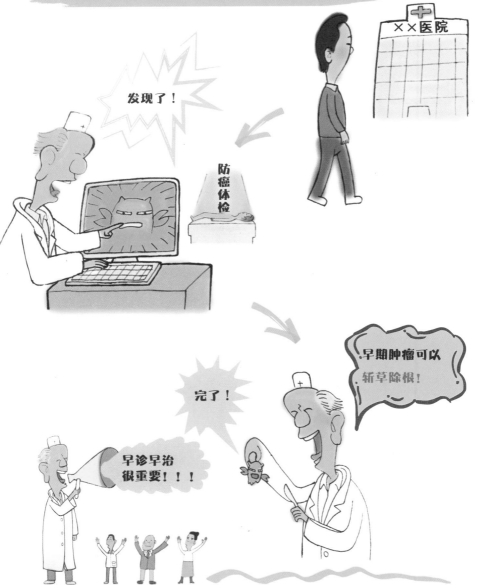

要有信心，不放弃。

三分之一的肿瘤可以运用现有的医疗措施延长患者生命、减轻痛苦、改善生活质量。

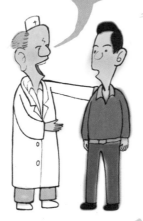

握手言和！

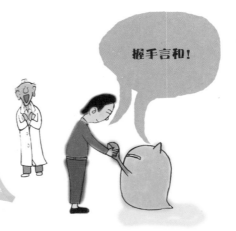

带瘤生存，与肿瘤"和平共处"。

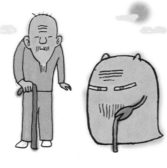

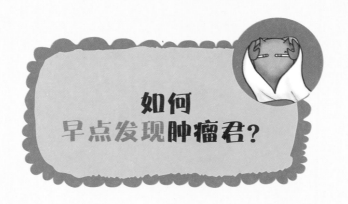

如何
早点发现肿瘤君？

大多数早期的肿瘤是**没有症状的**。

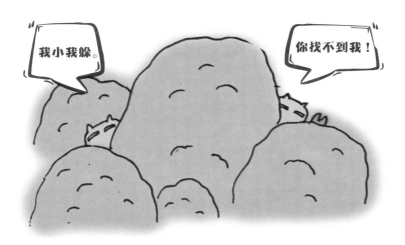

规范的**防癌体检**能够早期发现肿瘤君。

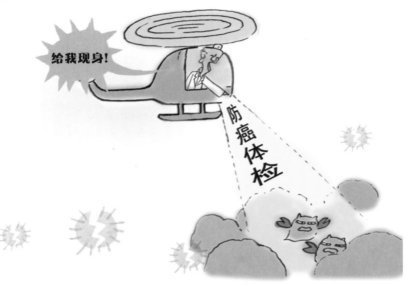

防癌体检首先是进行专业的**癌症危险因素评估**，

再针对常见**癌症**进行**筛查**。

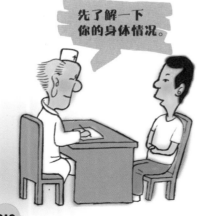

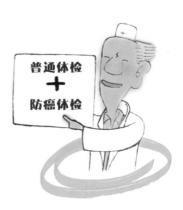

根据癌症危险因素评估结果，同一个人可能每年重点筛查的癌症不同，防癌体检的项目也会不同。防癌体检项目包括：**低剂量CT检查、肿瘤标志物检查、消化道内镜检查**……

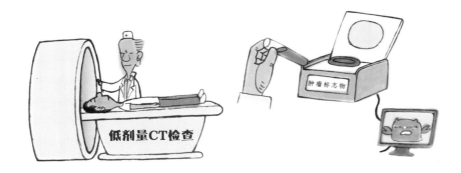

低剂量CT检查

肿瘤标志物

利用目前的技术手段可以早期发现大部分的常见癌症。防癌体检有较高的专业性要求，最好去**正规的医院体检**。

××医院
肿瘤筛查中心

癌症防治，
早早行动！

肿瘤君
露出的马脚

长包包指的是
身体浅表部位出现异常肿块，
特别要警惕那种
早期不疼、不痒、不红、不热的包包。

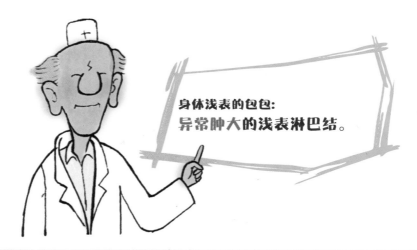

身体浅表的包包：
异常肿大的浅表淋巴结。

颈部肿大的淋巴结最容易发现。

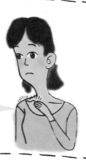

啊，这里长的是什么？

 腋下肿大的淋巴结通常是在洗澡时无意发现。

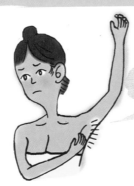

咦？？

 大腿根部肿大的淋巴结也容易被发现。

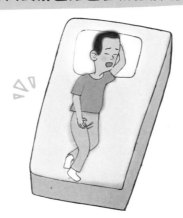

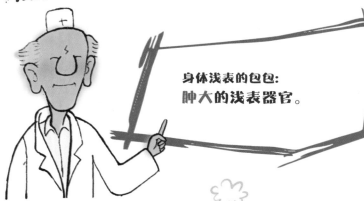

身体浅表的包包：
肿大的浅表器官。

眼、耳、鼻、舌等
感觉器官的病变容易发现。

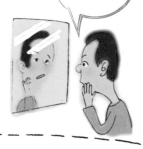

好像
比以前肿了？

腮腺出现肿块，
可能不是你"面子"大了，
而是长包包了。

感觉最近"面子"
越来越大了！

脖子粗了，
不仅仅是不好看，
可能还是甲状腺长包包了。

脖子
怎么粗了？

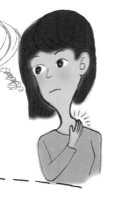

好心烦哦!!

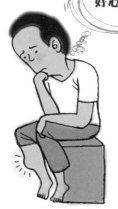

长在四肢和躯干的包包，
可能是来源于骨骼
及软组织的肿瘤君。

不疼不痒的包包要警惕，
尽早就医要牢记。

不能 视而不见的表现

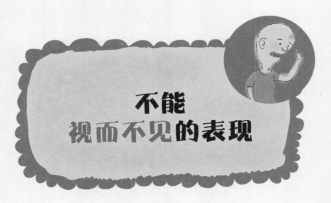

体表黑痣和疣等在短期内色泽加深或迅速增大。

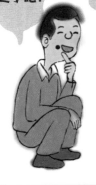

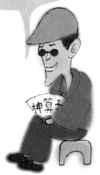

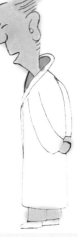

皮肤或黏膜经久不愈的溃疡。

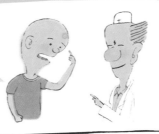

医生，怎么这个一直不好呢？

一直不好的溃疡要注意有没有癌变。

大便习惯及性状改变或带血。

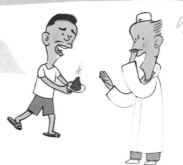

我的便便怎么带血呢？

别，别……快去看看肛肠外科吧！

阴道异常出血，特别是接触性出血。

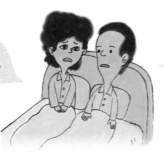

老公，我那个地方经常出血，咋回事呢？

这个要去医院看看哦！

无痛性**血**尿，排尿不畅。

尿怎么是红的？？

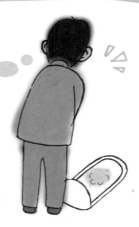

有以上症状一定要**尽快**去医院检查，警惕是否患癌了哟!

早发现 早诊断
早治疗 早受益

感觉到的变化

身体出现异常感觉:
哽咽感、疼痛等。

怎么最近吃饭
哽得很呢?

快去医院
看一下,是
不是长东西
堵到了。

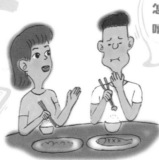

老张,你咋又不
想吃饭呢?

持续性消化不良和食欲减退。

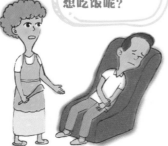

你先吃嘛,
我没有味口。

持久性的声音嘶哑，干咳，痰中带血。

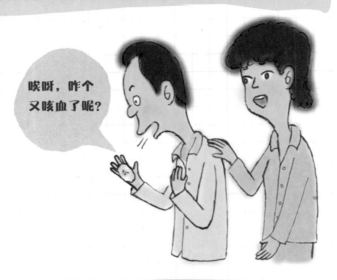

听力异常，流鼻血，头痛。

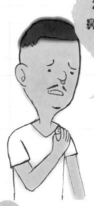

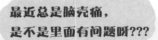

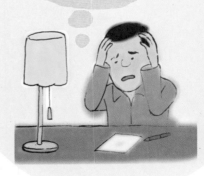

不明原因的发热、乏力、进行性体重减轻。

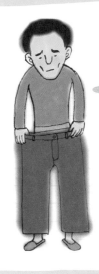

最近简直没力气的，裤腰带还松了！

早发现、早诊断、早治疗、早受益。

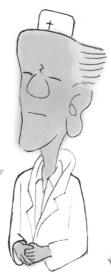

发现身体有以上这些变化，
要赶紧去医院检查哦，
小心肿瘤君"盯"上了你!

与肿瘤君的战争

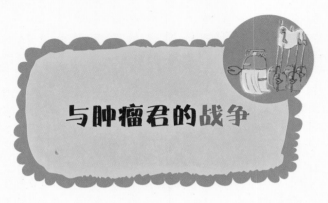

发现肿瘤要选择正规医院接受规范化治疗。

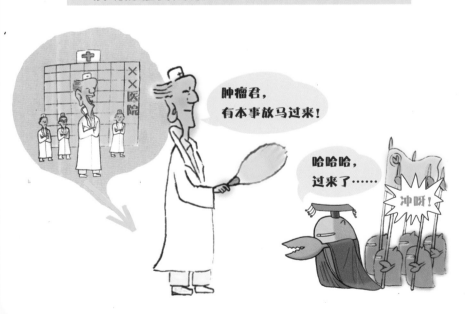

肿瘤君,有本事放马过来!

哈哈哈,过来了……

冲呀!

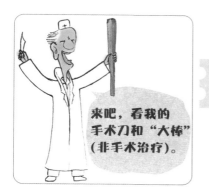

肿瘤的治疗方法包括手术治疗和非手术治疗两大类。

手术治疗。

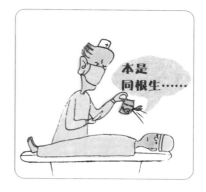

非手术治疗包括放射治疗、化学药物治疗、靶向治疗、免疫治疗、内分泌治疗、中医治疗等。

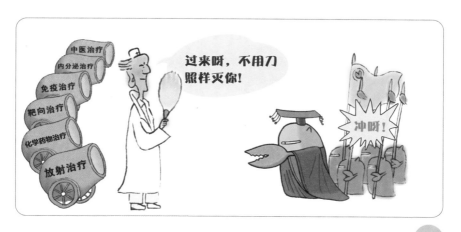

规范化治疗有助于肿瘤治疗。
不要轻信偏方或虚假广告，以免贻误治疗时机。

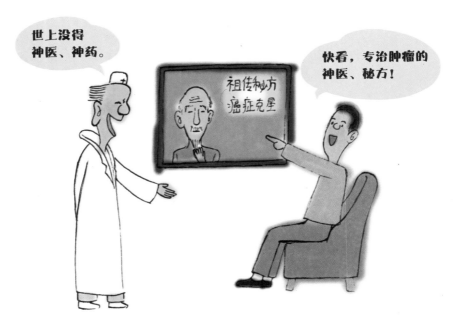

肿瘤一定要规范化治疗。

康复，不得不服

癌症康复治疗是临床治疗必要的延续和完善，
包括心理康复和生理康复两大部分。

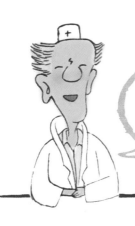

癌症康复治疗和
临床治疗一样重要哦！

乐观心态。

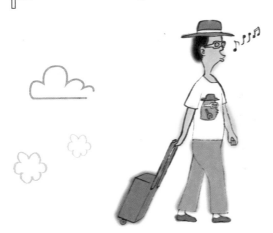

平衡膳食。

啥子都吃，营养不缺失。

平衡膳食宝塔

平衡膳食宝塔了解一下！

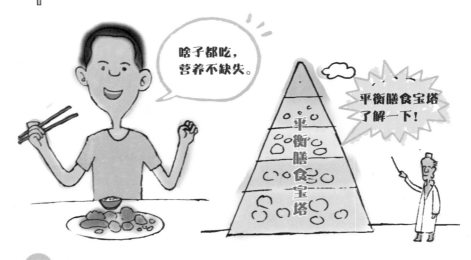

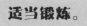
适当锻炼。

合理用药。

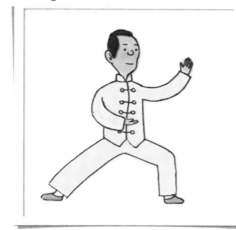

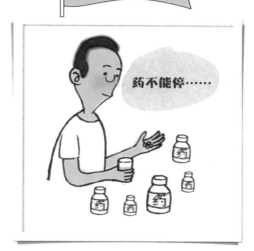
药不能停……

定期复查。

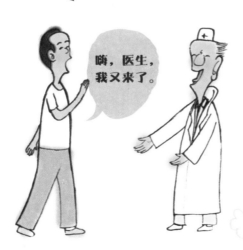
嗨，医生，我又来了。

积极处理疼痛，不要忍受痛苦。

不痛了，浑身通泰好舒服！

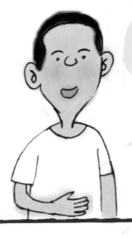

听话，我们可以"和平共处"，不然大家都玩完。

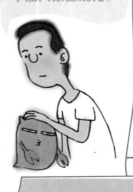

要正视癌症,积极调整身体免疫力，保持良好的身心状态，达到病情长期稳定，与癌症"和平共处"。

癌症康复治疗可以有效提高患者的生存时间和生活质量。

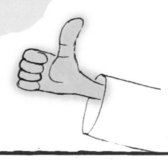

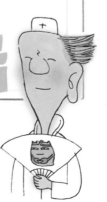

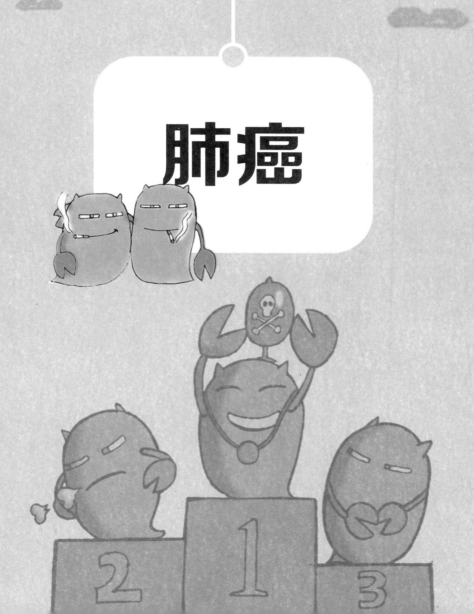

抽烟

孙老师是个**夜猫子**，习惯深夜在书房一边抽烟一边看书。

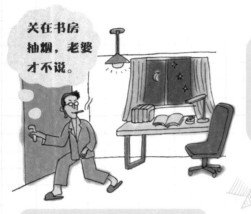

关在书房抽烟，老婆才不说。

这年冬天，他**咳嗽不止**。

是不是气管炎哟。

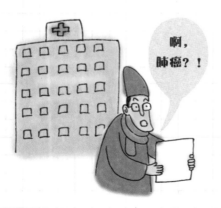

啊，肺癌？！

到医院做CT检查发现已是**肺癌晚期**。

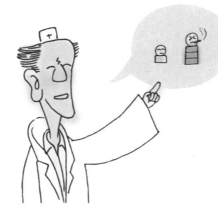

吸烟者发生肺癌的风险
为不吸烟者的近3倍。

吸烟者患鳞癌和
小细胞癌的风险
更是明显增高。

我们是
肺癌中的恶霸！

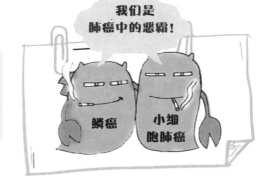

鳞癌　小细胞肺癌

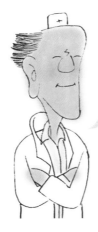

戒烟使生活
更健康！

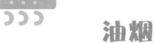

油烟

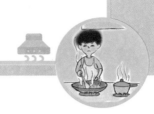

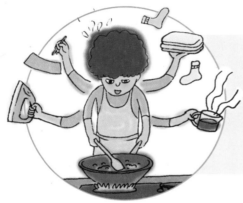

彭大姐是个能干人，家头里里外外都打理得很好，特别是做得一手好菜！

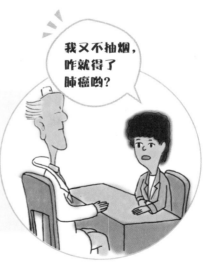

我又不抽烟，咋就得了肺癌哟？

不过最近体检，胸部低剂量螺旋CT检查发现肺癌，她很是想不通。

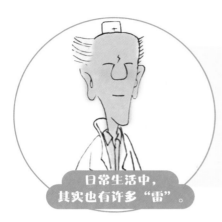

经医生询问分析，她接触的致肺癌的危险因素还不少。

日常生活中，其实也有许多"雷"。

一是炒菜时油烟太重，抽油烟机吸力不强，炒完菜后没有继续再抽15分钟，直至废气完全排出。

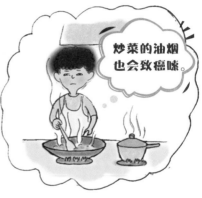

炒菜的油烟也会致癌嘘。

二手烟不仅难闻，还要致癌嘘！

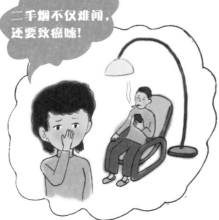

二是老公喜欢在家里抽烟，她吸二手烟。

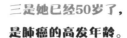

三是她已经50岁了，是肺癌的高发年龄。

年龄也是肺癌的危险因素之一。

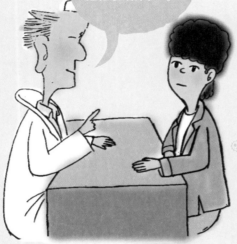

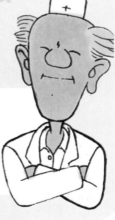

预防肺癌，从禁"烟"防"烟"开始！

年年体检，
还得肺癌

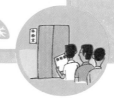

小赵是个**小白领**。

工资不高，
但工作稳定。

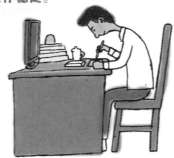

每年**单位**都要组织健康**体检**。

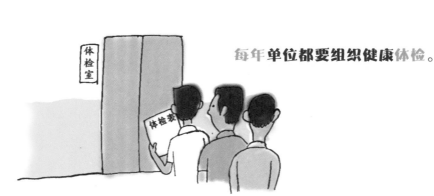

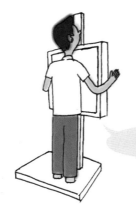

每年照胸片
都说正常。

又是这几样。

最近一年……

怎么胸口
经常扯起痛呢？

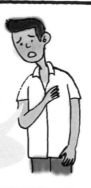

一直没找到原因，最后进行
低剂量螺旋CT检查。

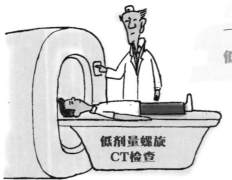

低剂量螺旋
CT检查

发现已经是肺癌晚期。

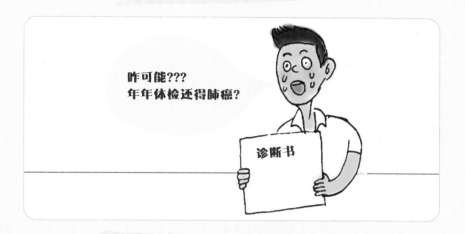

普通胸片在胸部检查中有一定的局限性，
肺癌筛查应该使用低剂量螺旋CT检查。

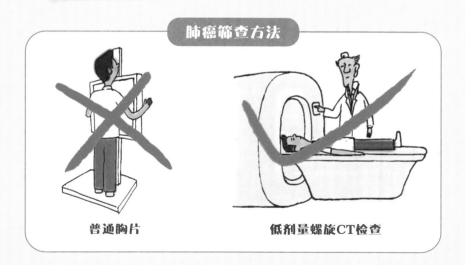

在我国，无论是每年新发病例数，还是死亡人数，肺癌都是第一位。

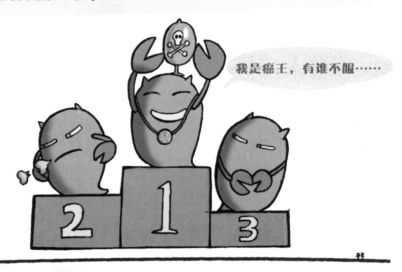

我是癌王，有谁不服……

国内多数指南和筛查标准建议在50岁及以上高风险人群中开展肺癌筛查。

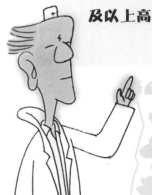

肺癌筛查应该使用低剂量螺旋CT检查。

乳腺癌

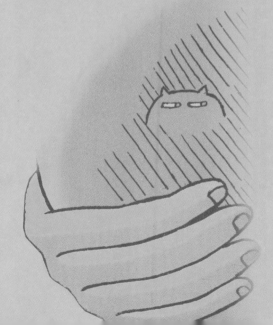

美丽的忧伤

35岁的小文是一位年轻美丽的妈妈。

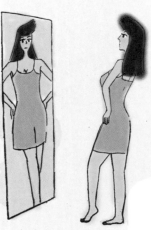

女人就该
美美哒。

怕哺乳影响身材，
小文没给宝宝喂
过母乳。

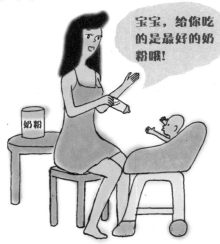

宝宝，给你吃
的是最好的奶
粉哦！

奶粉

小文特别注重保养，尤其爱用那种见效快，用后皮肤变得又白又嫩的化妆品。

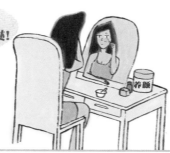

哇，真好！
可以一直美美哒！

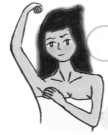

最近小文发现自己的右乳房长了一个包块。

唉，怎么有
个包块呢?!

怎么可能？？

去医院一检查，已经是乳腺癌晚期。

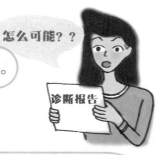

诊断报告

医生解释说，没有哺乳，加上使用的化妆品或保健食品可能含有激素。这些都是乳腺癌的主要危险因素。

提倡母乳喂养，母子均获益！

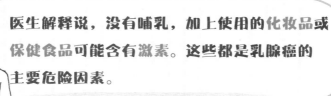

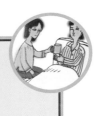

女儿劫

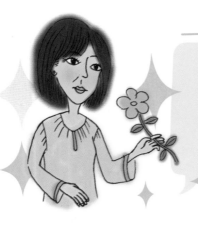

快到退休年龄的尤大姐，依然风韵犹存。

正考虑着退休后的美好生活，却被一场体检打破了平静！

我怎么会得乳腺癌？

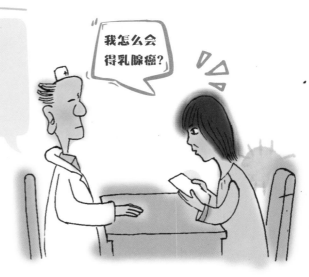

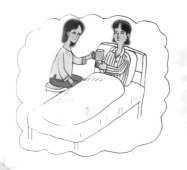

几年前，尤大姐的姐姐也是得了乳腺癌，尤大姐在医院照顾了姐姐几个月。

而自己母亲十年前也被诊断为乳腺癌。

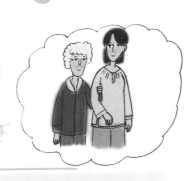

医生告诉她：乳腺癌不会传染，但有遗传性，有家族乳腺癌或卵巢癌病史的人，患乳腺癌的风险会增加2~4倍。

难道要传染？

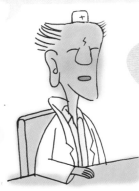

乳腺癌有遗传性！

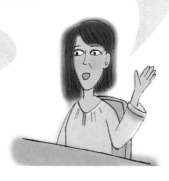

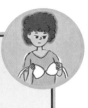

乳头溢液

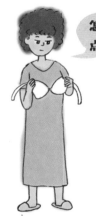

怎么有点脏呢？

刚退休的吴女士，最近发现自己文胸里总是湿漉漉的。

仔细观察发现是乳头流出了很少的淡黄色液体。

自己摸乳房没有摸到包块。

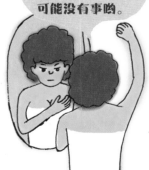

这个年龄还会分泌乳汁啊？

没有摸到包包，可能没有事哟。

046

以为只是发炎，胡乱吃了一些消炎药，但没有效果，才去了医院。

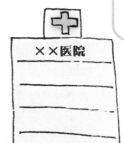

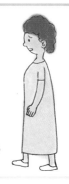

吃药也不好还是去医院看看！

医生诊断为乳腺导管内乳头状癌。

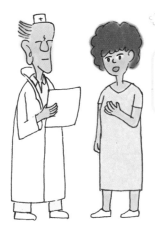

这个年龄分泌乳汁也会是癌啊？

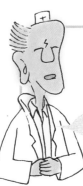

医生解释说：非妊娠期从乳头流出血液、浆液、乳汁、脓液要警惕乳腺癌。

除了哺乳期，乳头流出东西都是不正常的。

这个女性杀手不太冷

乳腺癌是我国女性癌症中发病率最高的恶性肿瘤。

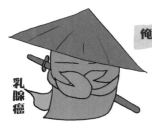

乳腺癌

俺是女性第一杀手。

我国女性乳腺癌患者的生存率可达82.0%以上。

俺这个杀手不太冷。

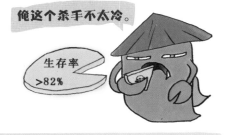

生存率 >82%

但这也给许多女性造成身体、精神上的沉重打击和经济上的巨大负担。

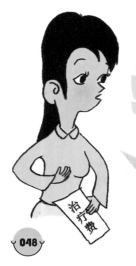

唉!不死也让人变形……

治疗费

早发现，早诊断，早治疗非常重要。

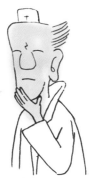

女性自查乳腺和定期筛查很重要。

早期乳腺癌经常摸不到。

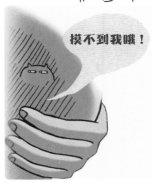

摸不到我哦！

应采用乳腺X线联合B超进行筛查。

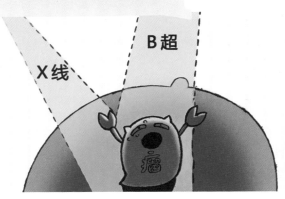

磁共振（MRI）检查对乳腺癌有更高的诊断率，常作为进一步检查方法。

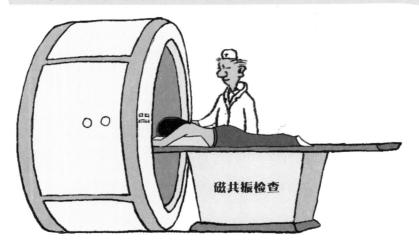

磁共振检查

建议所有女性都应尽早接受乳腺癌风险评估，以确定筛查年龄和方案。

早评估，再筛查。

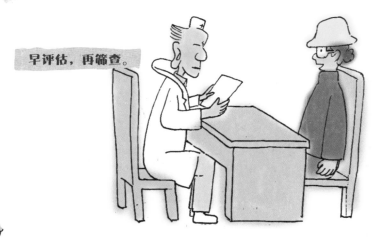

胃癌

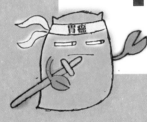

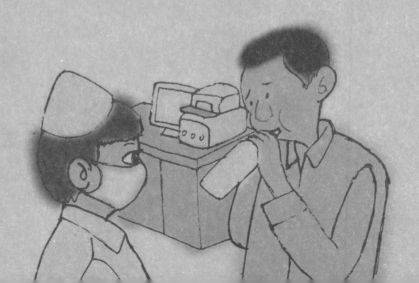

胡吃海喝没"胃"来

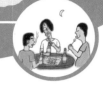

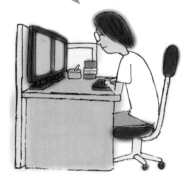

25岁的大鹏是一位工作3年的"程序猿"。

"996"的工作让他习惯晚上喝酒，吃烧烤和串串。

饿！饿！不撸串的夜晚没有灵魂。

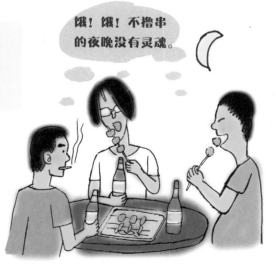

宁可少吃一顿饭，不可少睡一分钟。

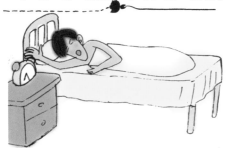

还**不吃早餐**……

经常上腹痛，
以为是胃炎。

胃痛不是病，
吃点药就搞定。

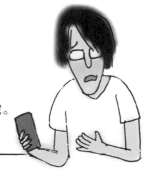

最近吃饭后总是
胃胀、消化不良
才去医院看病。

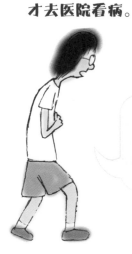

吃药也
不见效，
还是去医
院看看。

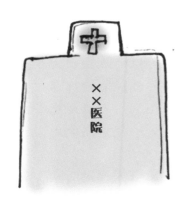

××医院

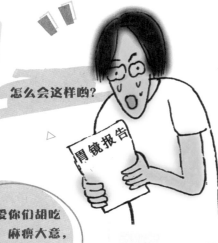

做胃镜检查发现已经是胃癌晚期。

怎么会这样哟?

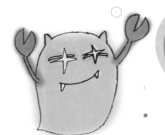

我就爱你们胡吃海喝,麻痹大意,哈哈哈……

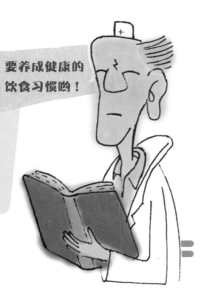

医生解释说:
不良的饮食习惯和摄入过多的烟熏烤炸食品、高盐食品、红肉及加工肉类,都会增加患胃癌风险。

要养成健康的饮食习惯哟!

幽门螺杆菌

幽门螺杆菌检查

58岁的李大爷是十几年的胃溃疡患者和胃幽门螺杆菌感染者。

吹口气能
查出个什么?

体检中心

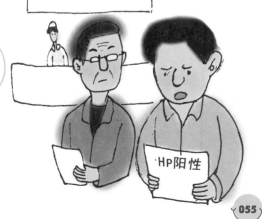

幽门螺杆菌是啥子
东西? 医院就喜欢
故弄玄虚。

HP阳性

一直没有正规治疗**幽门螺杆菌**。

这菌、那菌，哪里治得完。

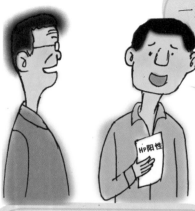

HP阳性

胃痛的时候，经常自己
服用胃药缓解。

老溃疡了，
不算啥子大病。

胃药

最近大便频频出现黑色!

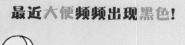

天天便便
这么黑是
有点不对哦!

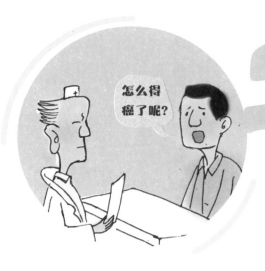

去医院做胃镜检查，发现幽门螺杆菌感染，胃溃疡已经发展成胃癌。

怎么得癌了呢？

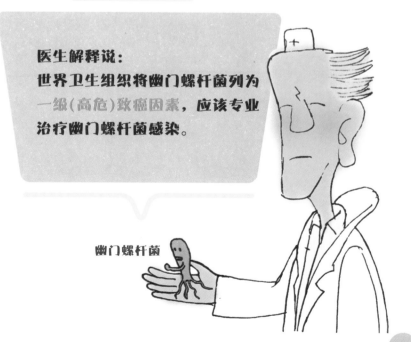

医生解释说：
世界卫生组织将幽门螺杆菌列为一级(高危)致癌因素，应该专业治疗幽门螺杆菌感染。

幽门螺杆菌

三号杀手

肿瘤君

我国胃癌的发病率目前在所有恶性肿瘤中占第2位，死亡率高居第3位。

我行走江湖，名气不算大，但出手凶狠。

胃癌早期生存率可达70%~90%。

只要早发现，就能斩草除根。

我还小，我会躲。

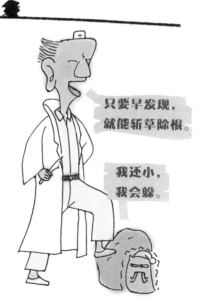

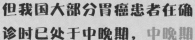

但我国大部分胃癌患者在确诊时已处于中晚期，中晚期生存率约为35%。

哈哈，身强力壮的我出剑必见血！

胃癌早筛查、早诊断、早治疗是关键。

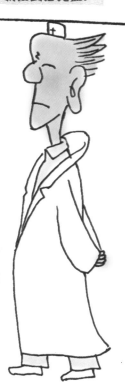

这个家伙有点险恶，发现晚了真的不好办。

胃镜检查是筛查胃癌最有效的方法，一般45岁开始，3~5年筛查一次。

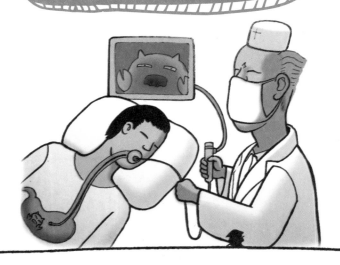

自从胃镜检查开始在胃癌筛查中推广，胃癌患者的生存率逐年提高。

胃镜筛查胃癌很有效哦！

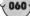

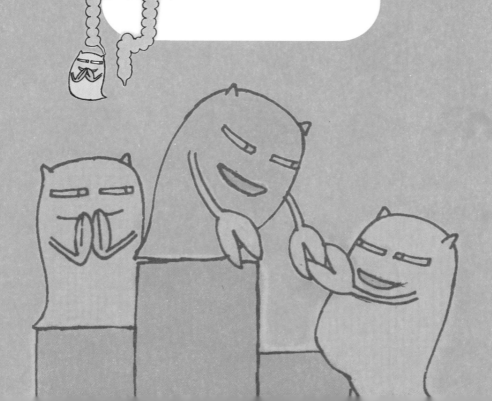

结直肠癌

富贵病

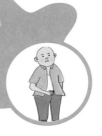

天天车里坐到起,肚儿越来越大了!

郑胖子是一名出租车司机,平时坐着的时候多,每天车儿到处跑,运动却很少。

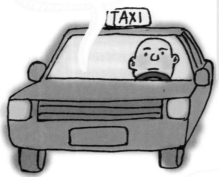

中午吃快餐。

两只某堡下肚,又可快乐挣钱去!

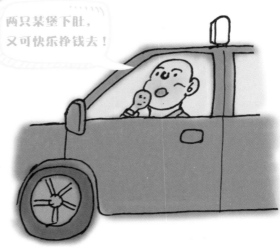

晚上收车后喜欢和三五好友一起大吃大喝，他还特别喜欢吃肉，不喜欢吃蔬菜和水果。

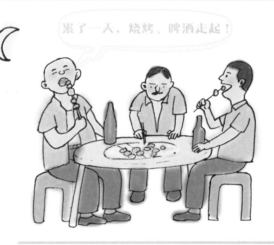

累了一天，烧烤、啤酒走起！

最近总感觉肚子胀，每天要解几次大便，大便颜色还不对。

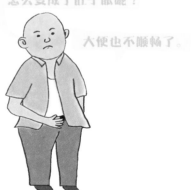

肚子大，怎么变成了肚子胀呢？

大便也不顺畅了。

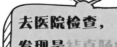
去医院检查，发现是结直肠癌。

怎么就得癌了？

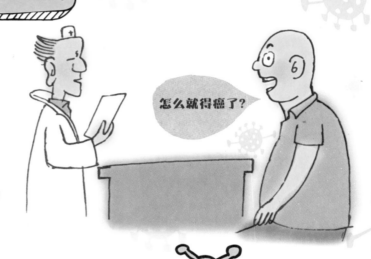
医生解释说：
肥胖、少运动，肉类吃得太多、蔬菜水果吃得少，都是结直肠癌的危险因素。

动起来，少得癌！

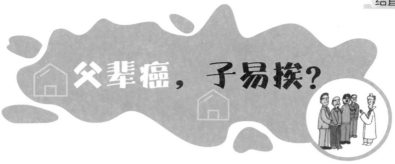

父辈癌，子易挨？

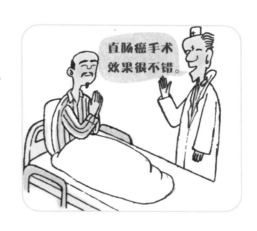

> 直肠癌手术效果很不错。

王大爷因为**排便习惯改变、大便带血等症状就诊，确诊为直肠癌。**

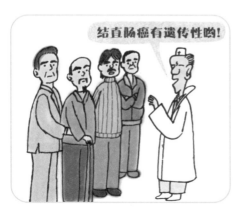

> 结直肠癌有遗传性哟!

手术后，医生对王大爷进行健康宣教：结直肠癌包括结肠癌和直肠癌，具有一定的遗传性，建议他的三个四五十岁的儿子也做一下筛查。

开始儿子们都不乐意做，但王大爷**坚持**要儿子们去**做筛查**。

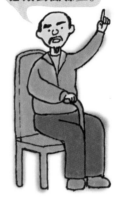

必须去做筛查。

好嘛。

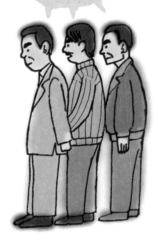

肠镜检查结果显示：老大和老三是多发性结肠息肉，存在癌变风险，老二是早期结肠癌。

真的有问题！

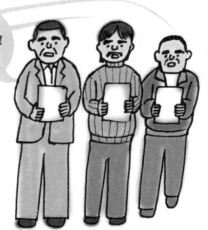

由于早发现、早治疗，三个儿子身上的"定时炸弹"得以及时拆除。

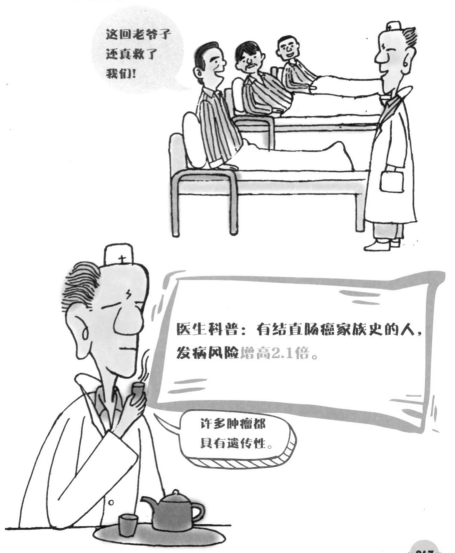

这回老爷子还真救了我们！

医生科普：有结直肠癌家族史的人，发病风险增高2.1倍。

许多肿瘤都具有遗传性。

不"痔"之症

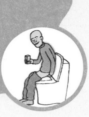

这年头，大家都是有"痔"之士。

朱大爷近年来大便经常带点血，一直以为是痔疮。

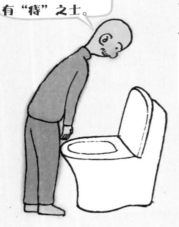

经常塞点痔疮膏就觉得熬得过去。

这个好解决。

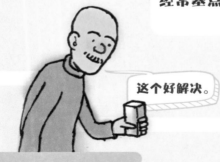

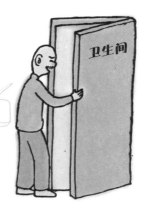

这几天排不出大便了。

好难受!

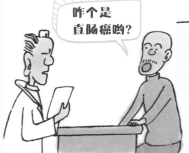

咋个是直肠癌哟?

去医院一检查,已是直肠癌晚期,后悔不已。

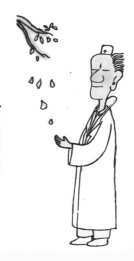

医生提醒: 对于大便习惯改变、大便带血一定要重视,及时就医很重要。

一个后起杀手

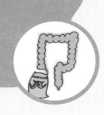

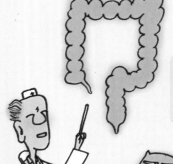

在我国，结直肠癌中以**直肠癌**最为常见。

结直肠癌

肥（大）肠是很多人的最爱，我当然也爱。

近年来，我国结直肠癌发病率一直呈上升趋势，居癌症发病率第3位，死亡率第5位。

我还想进步。

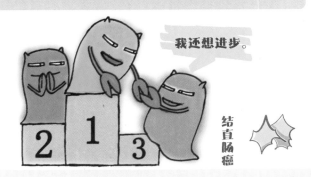

结直肠癌

>90%

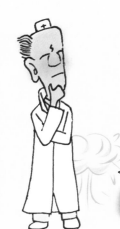

早期生存率

结直肠癌的生存率与肿瘤的分期有很大关系。早期的结直肠癌生存率可达90%以上，而晚期生存率不到15%。

<15%

晚期生存率

结直肠镜检查是筛查结直肠癌的有效方法！
建议45岁以上的成年人每5年进行1次结直肠镜检查。

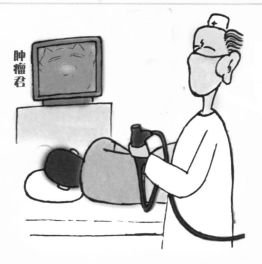

肿瘤君

无痛结直肠镜检查，睡醒就做完了。

免疫法粪便隐血检测、粪便基因检测等也有助于
筛查结直肠癌，但都应到正规的医院进行。

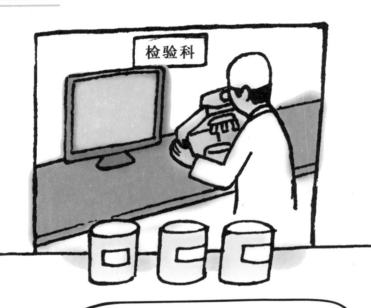

预防结直肠癌重点注意"三早"：
早发现、早诊断、早治疗。

癌症预防
很重要！

肝癌

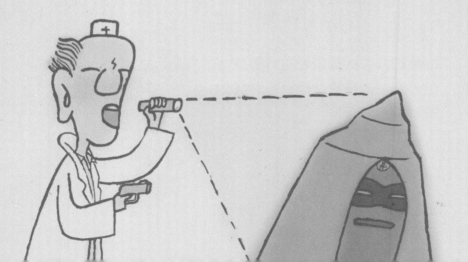

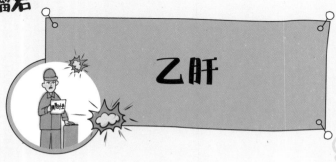

乙肝

卫大爷是个老乙肝。
虽然乙肝病毒不通过消化道传染，但人们总避着他。

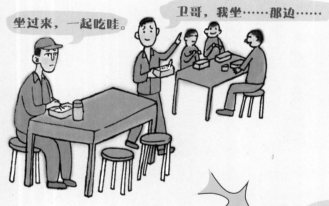

坐过来，一起吃哇。

卫哥，我坐……那边……

前前后后去医院治疗过好多次，
但乙肝表面抗原都没有持续转阴，
就没有再治疗了。

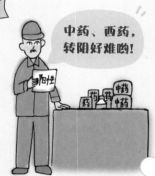

中药、西药，
转阴好难哟！

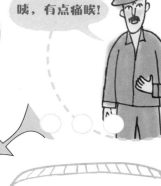

最近感觉右上腹胀痛。

哎,有点痛唉!

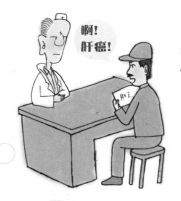

啊!肝癌!

去医院看病,发现已是肝癌晚期。

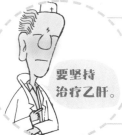

要坚持治疗乙肝。

医生分析:乙肝病毒和丙肝病毒的慢性感染是肝癌的主要危险因素,我国80%左右的肝癌患者都有乙肝感染病史。

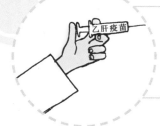

接种乙肝疫苗,不仅可以预防乙肝,还可降低患肝癌风险。

真被"霉"倒了?

好吃莫过花生下酒。

蒋师傅每天至少要喝半斤白酒，花生米下酒是他的最爱。

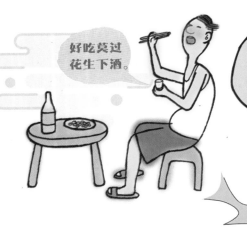

为了便宜，有些陈年的花生米有点淡黄色霉斑也不在意，照样吃。

就是点霉灰灰嘛，我有酒精消毒。

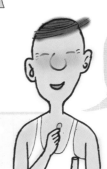

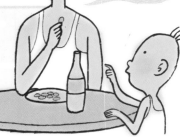

怎么可能得肝癌哟?

最近因为**上腹痛**、**脸黄去看病**，被诊断为**肝癌晚期**。

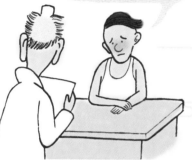

医生认为蒋师傅患肝癌的原因有两点：一是**黄曲霉毒素**。世界卫生组织将其列为一级(高危)致癌因素。花生、玉米容易长黄曲霉，黄曲霉产生的黄曲霉毒素是**剧毒**，**1毫克就能致癌**，开水都无法消灭它。

生霉的东西最好不吃!

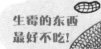

酗酒危害身体!

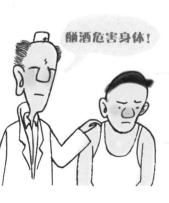

二是**酒**。**酒也是肝癌的主要危险因素**。

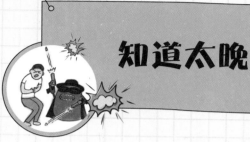

知道太晚

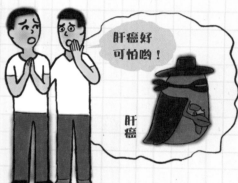

肝癌好可怕哟！

肝癌

肝癌在我国癌症中是死亡率居第2位的恶性肿瘤。

总体生存率约为12%。

我是一个冷血杀手。

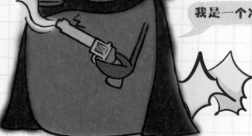

肝脏的内脏神经对疼痛等不敏感，早期肝癌几乎没有什么症状。

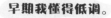
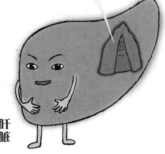

早期我懂得低调。

肝脏

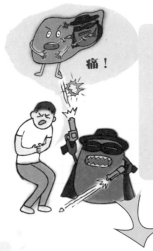

痛！

只有当癌细胞长到包膜，人体才会有痛感，所以，当感觉到痛的时候，往往为时已晚。这就是晚期肝癌患者这么多的原因。

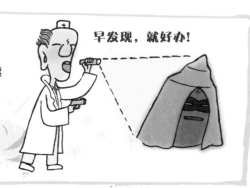

早发现，就好办！

而早期肝癌生存率却可达65%。

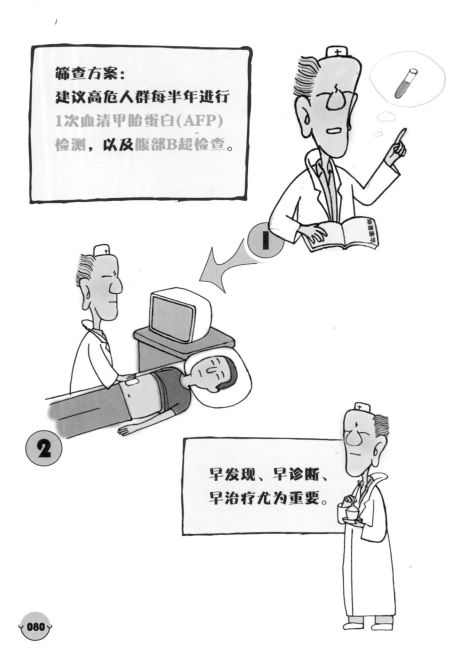

筛查方案：
建议高危人群每半年进行
1次血清甲胎蛋白（AFP）
检测，以及腹部B超检查。

早发现、早诊断、
早治疗尤为重要。

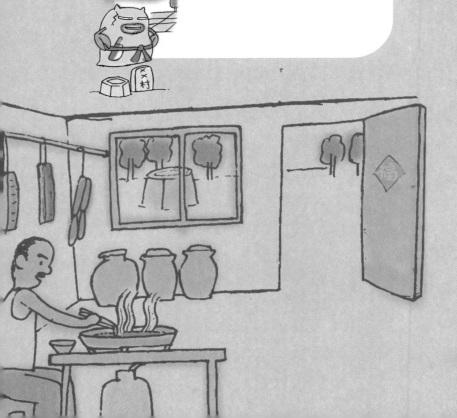

食管癌

还是稀饭
喝起舒服。

老姚今年60岁了，一直有着早晚两餐喝稀饭的习惯。

有些地区早晚温度偏低，不少人喜欢喝很烫的稀饭。

烫的喝起才舒服，
周身都暖和了。

那么烫，
慢点喝！

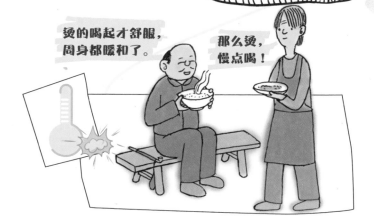

最近，老姚觉得吃东西有点哽，胸骨后还有点烧灼感。

咦，吃东西有点哽呢？

是不是烫到了，去医院看下吧。

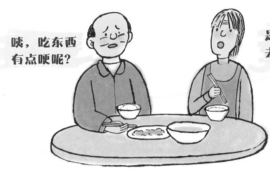

真的烫出毛病了？

食管癌免费筛查活动

正好某医院的食管癌免费筛查活动来了，老姚想反正不要钱，就去接受检查了，结果显示"食管癌中晚期"。

医生解释：
长期进食过烫食物会增加患食管癌风险。

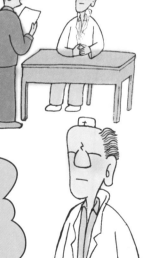

食管杀手

我国**食管癌发病率**居癌症发病谱第6位，**死亡率**居癌症死亡谱第4位。

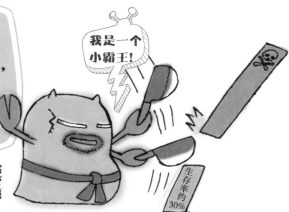

食管癌

我是一个小霸王！

生存率约30%

农村人群**的发病率约为城市人群的2.1倍。**

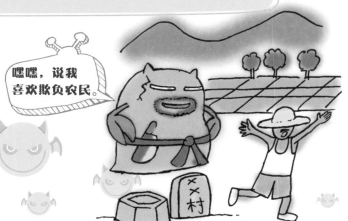

嘿嘿，说我喜欢欺负农民。

××村

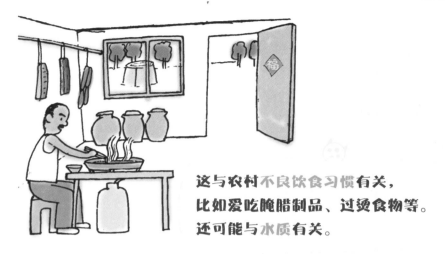

这与农村**不良饮食习惯**有关，
比如爱吃腌腊制品、过烫食物等。
还可能与**水质**有关。

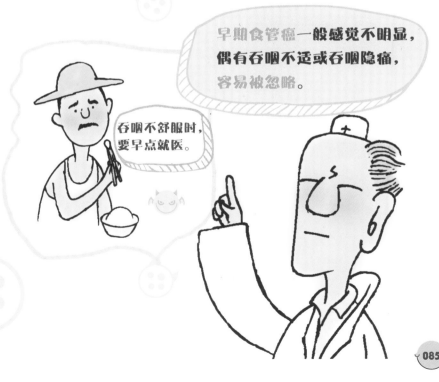

早期食管癌一般感觉不明显，
偶有吞咽不适或吞咽隐痛，
容易被忽略。

吞咽不舒服时，
要早点就医。

而早期食管癌生存率可达70%~90%。

早发现，好治。
食管癌拖不得。

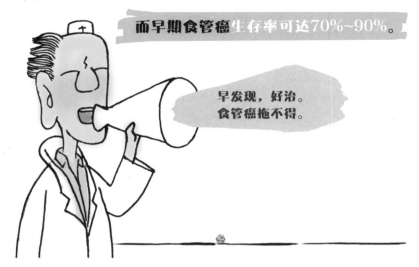

筛查方案：对高危人群行上消化道内镜检查，
根据情况制订复查或治疗方案。

一"镜"看穿，
防治不难！

子宫颈癌

尴尬

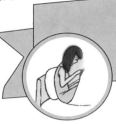

怎么每次完后都有点血呢？

最近钱大姐每次**同房后阴道**都有点**流血**。

钱大姐觉得很尴尬，猜想是不是自己**月经不调**。

是月经不调？

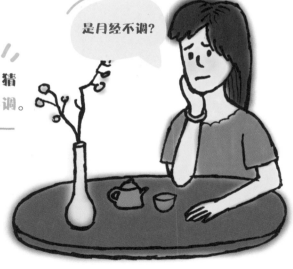

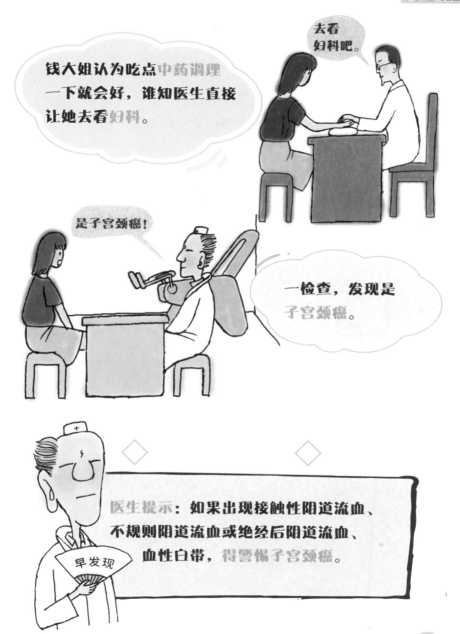

元凶

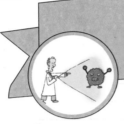

总算搞
清楚一个。

> 子宫颈癌是目前唯一病因基本明确的恶性肿瘤。

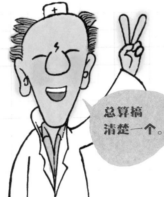

终于把你这个元凶揪出来了。

> 主要是高危型人乳头瘤病毒(HPV)持续感染所致。

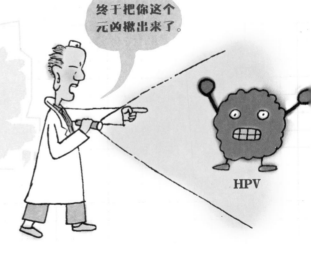

HPV

HPV是人乳头瘤病毒的缩写。HPV有许多分型，根据其对人体的作用主要分为"致癌"和"致疣"两大类。

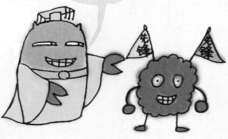

HPV是我的开路先锋。

我一直藏在人的身上。

HPV平时寄居在人们的皮肤和黏膜上。

主要通过性行为传播。

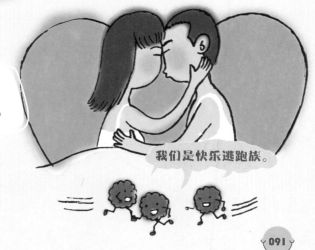

我们是快乐逃跑族。

一般需要HPV持续感染数年，才会发展成子宫颈癌。

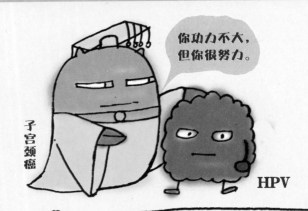

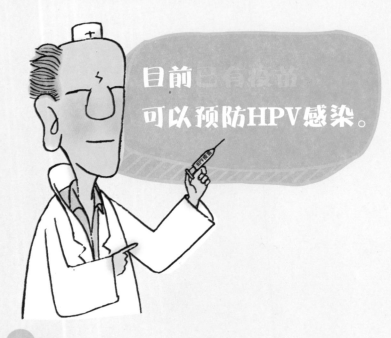

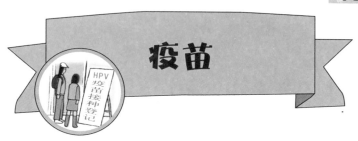

疫苗

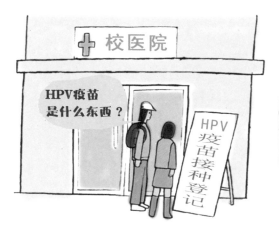

HPV疫苗
是什么东西？

小舒是名大学生，最近学校组织打HPV疫苗。

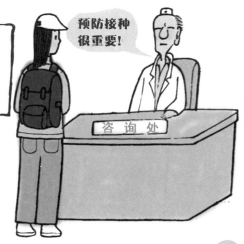

预防接种
很重要！

医生告诉她，HPV感染容易致子宫颈癌，HPV疫苗是预防子宫颈癌的。

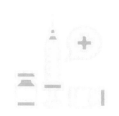

小舒发现有二价、四价和九价三种HPV疫苗，不知该打哪种？

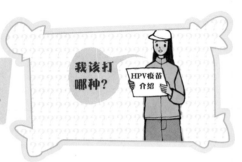

我该打哪种？

HPV疫苗介绍

医生介绍：主要是作用不同。接种年龄现在都是9~45周岁。

二价　作用：预防70%以上的子宫颈癌。

四价　作用：预防70%以上的子宫颈癌和90%的生殖器疣。

九价　作用：预防90%以上子宫颈癌和生殖器疣。

应根据自身情况，在医生指导下选择适宜价型的 HPV疫苗。

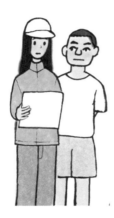

疫苗一定
要打哟。

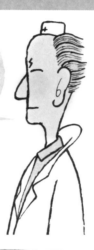

即便打了疫苗，还是需要进行常规子宫颈癌筛查。

癌症筛查
也不能少!

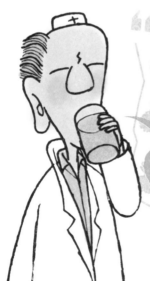

筛查

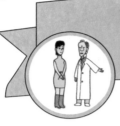

30岁的灵灵第一次参加防癌体检，医生建议她做妇科检查的同时，进行子宫颈癌筛查。

有必要做筛查吗，觉得好难为情哦！

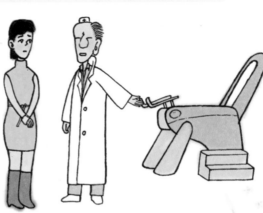

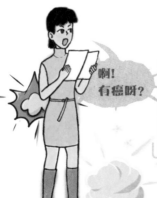

啊！有癌呀？

虽然她没有任何自觉症状，但HPV检测为阳性，筛查发现子宫颈有癌前病变。

子宫颈癌前病变及子宫颈癌
早期可能没有任何症状。

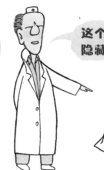

这个家伙早期
隐藏得很好。

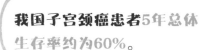

我国子宫颈癌患者5年总体
生存率约为60%。

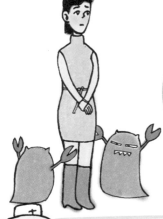

但早期子宫颈癌患者生存率接近100%，
其实从HPV持续感染到癌前病变可能
需要10~20年的时间，最后才发展为
癌，因此早诊断、早治疗非常关键。

出问题最怕
发现得太晚。

建议从25岁开始，有性生活或
已婚的女性，进行子宫颈癌筛查。

子宫颈癌
筛查应趁早。

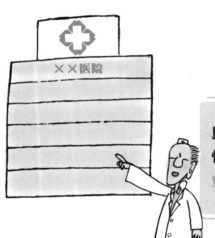

××医院

具体筛查项目与个人年龄等
情况有关，应在正规医院专
业医生的指导下进行。

攻克癌症，
我们越来越有信心！

子宫颈癌是目前唯一可通过
病因预防、早发现、早诊
断和早治疗消除的恶性肿瘤。

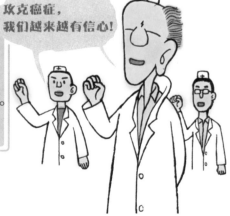

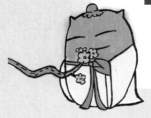

甲状腺癌

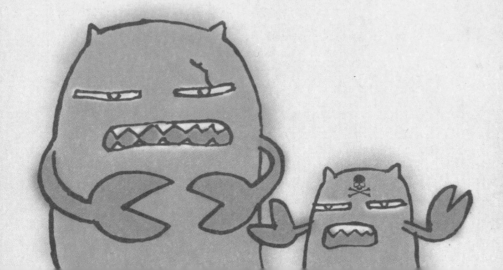

结节

小秦是一名 **40多岁**的白领。

最近公司组织在 医院体检。

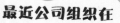

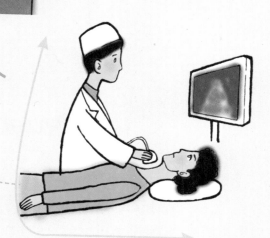

甲状腺结节
是什么东西？

小秦和一起来体检的许多女同事颈部B超检查都发现有甲状腺结节。

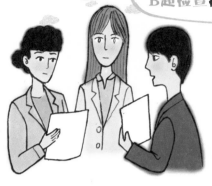

会不会
是癌哦？

她很担心是
甲状腺癌。

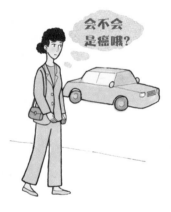

女性甲状腺
结节较多见。

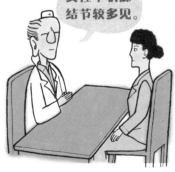

医生解释：其实，现在检查出甲状腺结节的人越来越多，主要是因为生活方式的改变和医疗诊断技术的进步。

甲状腺结节中大约只有5%是甲状腺癌，而我国甲状腺癌生存率约为84.3%。

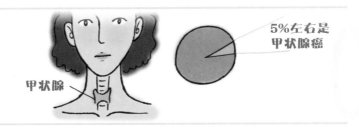

5%左右是
甲状腺癌

甲状腺

 有经验的超声科医生，诊断甲状腺癌的准确率可达90%。

B超医生
很重要！

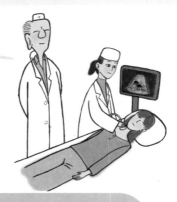

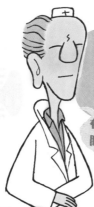

甲状腺癌患者大部分预后相对较好，不用太担心。

有人形容甲状腺癌是"懒癌"。

这个杀手很"温柔"？

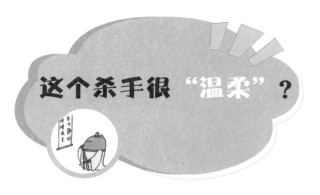

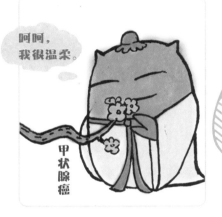

呵呵，我很温柔。

甲状腺癌

我国甲状腺癌发病率居癌症第7位，生存率约为84.3%，而发达国家可达98.2%。

甲状腺位于颈部浅表处，甲状腺长包块容易被肉眼看到和用手触摸到。

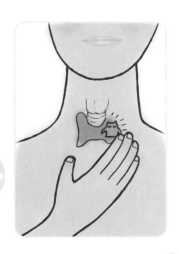

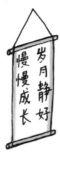

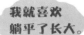

我就喜欢躺平了长大。

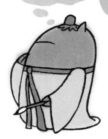

大部分**甲状腺癌**长得慢。

甲状腺癌分为**乳头状癌**、**滤泡癌**、**髓样癌**、**未分化癌**。
大多数甲状腺癌（约90％以上）是乳头状癌或滤泡癌，
预后较好，**不用慌**。

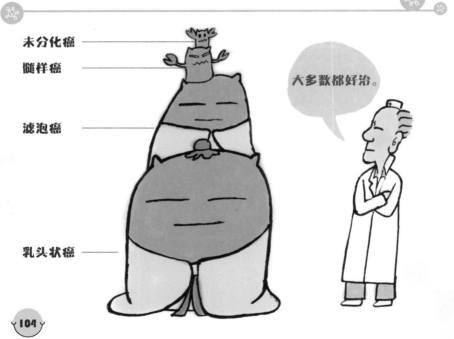

未分化癌

髓样癌

滤泡癌

乳头状癌

大多数都好治。

甲状腺髓样癌和未分化癌是甲状腺癌中少部分恶性程度很高的癌，需要高度重视。

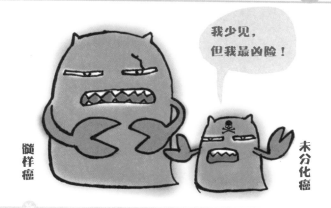

多数甲状腺癌危害性有限，目前没有在一般人群中开展筛查。

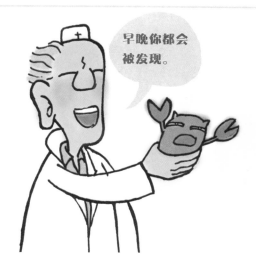

通过颈部B超检查甲状腺已经在许多常规体检中应用，大大提高了早期发现甲状腺癌的概率。

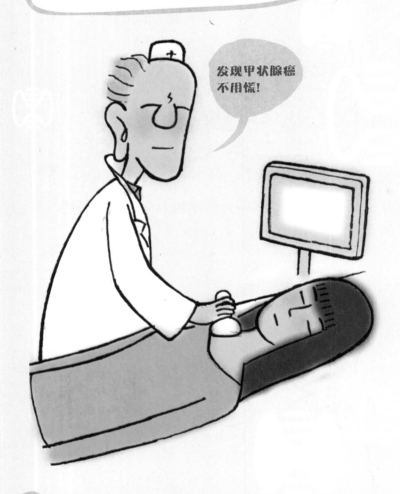

发现甲状腺癌不用慌！

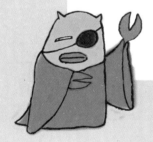

前列腺癌

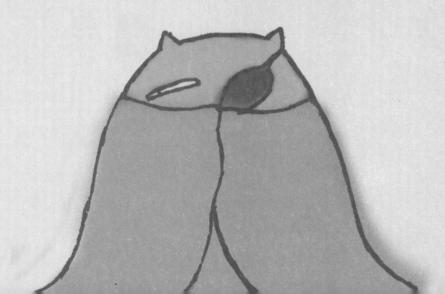

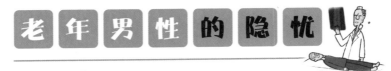

老年男性的隐忧

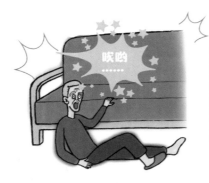

哎哟……

75岁的孔大爷从沙发上站起时，突然感到右大腿一阵巨痛，然后就不能动弹了。

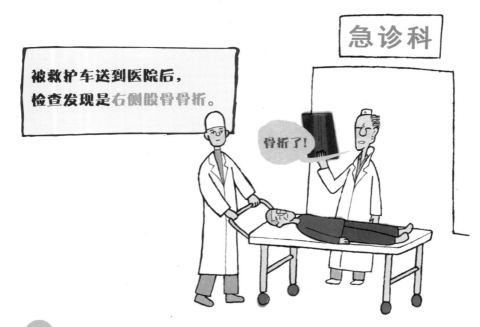

被救护车送到医院后，检查发现是右侧股骨骨折。

骨折了！

急诊科

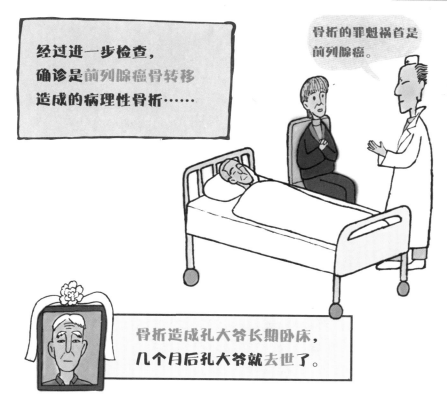

经过进一步检查，确诊是前列腺癌骨转移造成的病理性骨折……

骨折的罪魁祸首是前列腺癌。

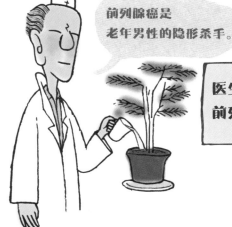

骨折造成孔大爷长期卧床，几个月后孔大爷就去世了。

前列腺癌是老年男性的隐形杀手。

医生介绍：三分之二的前列腺癌都发生于65岁以后。

109

男 人 劫

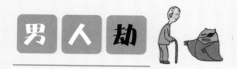

 前列腺癌发病率居全球男性恶性肿瘤的第2位，近年有明显上升趋势。

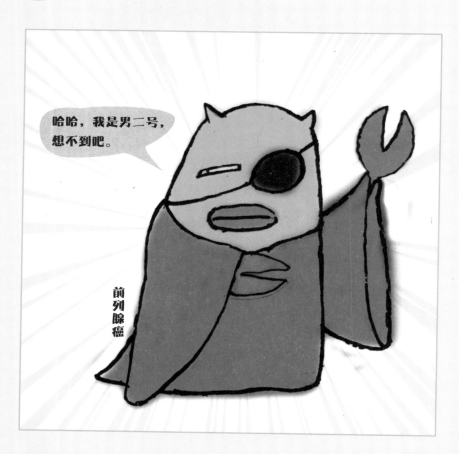

50岁以上的男性都属高危人群。

我就喜欢
老男人。

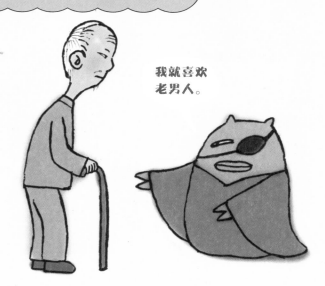

早期前列腺癌无典型症状。

我很低调。

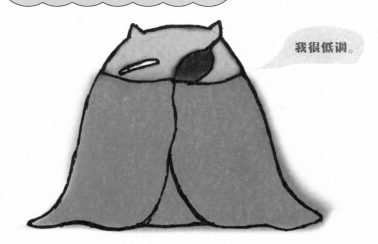

被发现时经常已是前列腺癌中晚期，约一半的患者就诊时已经发生骨转移。

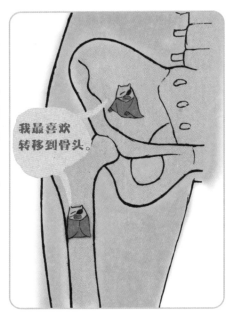

目前我国没有对前列腺癌组织大规模筛查。建议对50岁以上男性每年抽血查前列腺特异性抗原（PSA）。

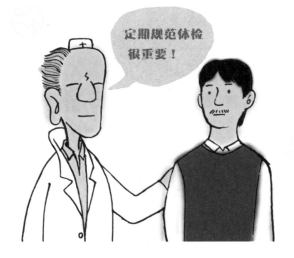

鼻咽癌

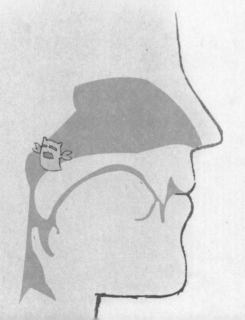

小陈的故事

小陈是一名上班族。

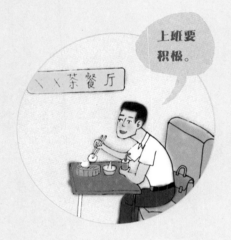

上班要积极。

XX茶餐厅

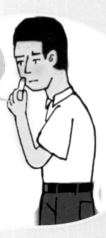

鼻涕有血丝，是上火了么？

最近半年擤鼻涕时经常有血丝，以为是上火了。

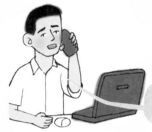

慢慢地感觉耳朵闷，听力下降。

怎么觉得耳朵不好使了呢？

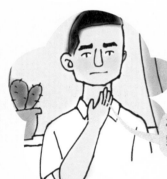

这几天突然摸到颈部有个包，才有点紧张了。

不对咧，怕是要去找医生看看了。

你这个鼻咽癌很典型。

到医院一检查，诊断为鼻咽癌。

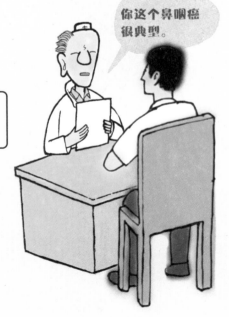

华南地区鼻咽癌发病率显著高于其他地区，约是华北地区的16倍。

广东、广西、福建、湖南、江西、海南为我国鼻咽癌的高发区。

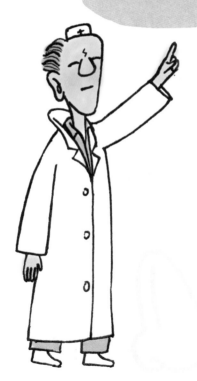

鼻咽癌

无影刀

小陈因鼻咽癌住院治疗。他一直担忧这个鼻子后面的肿瘤怎么治。

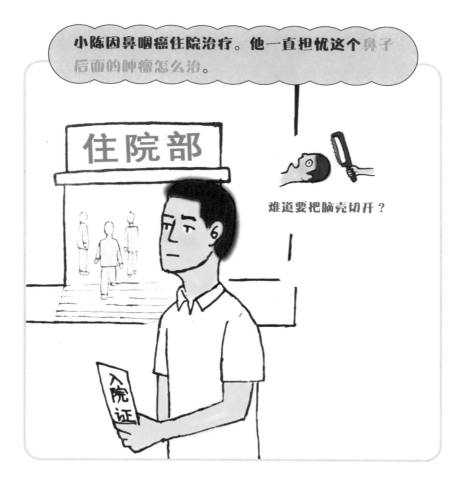

难道要把脑壳切开？

住在**放射治疗科**病房里。

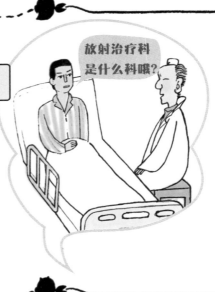

放射治疗科是什么科哦?

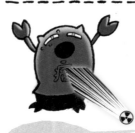

放射治疗设备产生的放射线就像一把无形的刀。

医生告诉他，放射治疗就是利用放射线聚焦到肿瘤上杀死癌细胞。

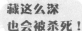

藏这么深
也会被杀死！

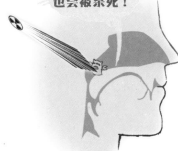

鼻咽癌对放射治疗敏感，
放射治疗是首选的治疗手段。

治疗鼻咽癌应去具有专业医疗设备的医院。

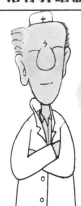

找专业的人，
做专业的事！

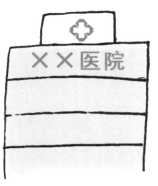

××医院

119